BEI GRIN MACHT SICH IHR WISSEN BEZAHLT

AF149660

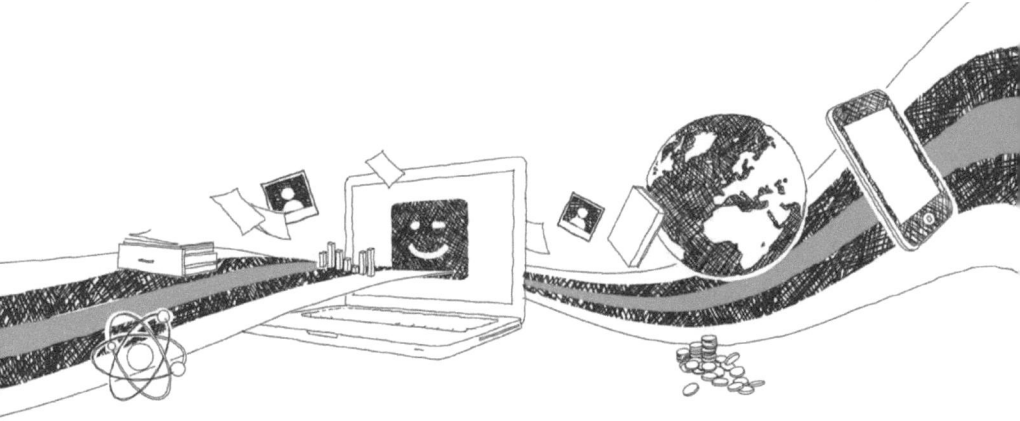

- Wir veröffentlichen Ihre Hausarbeit,
  Bachelor- und Masterarbeit

- Ihr eigenes eBook und Buch -
  weltweit in allen wichtigen Shops

- Verdienen Sie an jedem Verkauf

Jetzt bei www.GRIN.com hochladen
und kostenlos publizieren

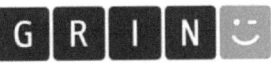

Raphael Schlachter

Aus der Reihe: e-fellows.net stipendiaten-wissen

e-fellows.net (Hrsg.)

Band 1147

Die Geschichte der Krankenanstaltenfinanzierung in Österreich. Das LKF-Modell

GRIN Verlag

Bibliografische Information der Deutschen Nationalbibliothek:

Die Deutsche Bibliothek verzeichnet diese Publikation in der Deutschen National-
bibliografie; detaillierte bibliografische Daten sind im Internet über http://dnb.d-
nb.de/ abrufbar.

Impressum:

Copyright © 2013 GRIN Verlag GmbH
Druck und Bindung: Books on Demand GmbH, Norderstedt Germany
ISBN: 978-3-656-91589-8

Dieses Buch bei GRIN:

http://www.grin.com/de/e-book/293884/die-geschichte-der-krankenanstaltenfinan-
zierung-in-oesterreich-das-lkf-modell

GRIN - Your knowledge has value

Der GRIN Verlag publiziert seit 1998 wissenschaftliche Arbeiten von Studenten, Hochschullehrern und anderen Akademikern als eBook und gedrucktes Buch. Die Verlagswebsite www.grin.com ist die ideale Plattform zur Veröffentlichung von Hausarbeiten, Abschlussarbeiten, wissenschaftlichen Aufsätzen, Dissertationen und Fachbüchern.

Besuchen Sie uns im Internet:

http://www.grin.com/

http://www.facebook.com/grincom

http://www.twitter.com/grin_com

WIRTSCHAFTSUNIVERSITÄT WIEN
Vienna University of Economics and Business

BACHELORARBEIT

Titel

„Die Geschichte der Krankenanstaltenfinanzierung in Österreich
-
unter besonderer Berücksichtigung des LKF-Modells"

Verfasser

RAPHAEL SCHLACHTER

WIEN, JUNI 2013

Studienrichtung: Wirtschafts- und Sozialwissenschaften

Inhaltsverzeichnis

1. Einleitung und Aufbau der Arbeit

In Österreich, wie auch international, unterliegt das Gesundheitswesen einem immer steigenden Innovations- besonders aber auch Kostendruck. Dies zeigt sich unter anderem in den wesentlichen Veränderungen im Leistungsgeschehen der Krankenanstalten in den letzten Jahren. Einerseits liegen die Gründe mit zunehmendem internationalem Fortschritt, der demographischen Entwicklung westlicher Länder und der hohen Spitalslastigkeit in Österreich bei der gesamtökonomischen Struktur. Andererseits geht der aktuelle Trend in Spitälern zusätzlich verstärkend in Richtung einer intensiveren Betreuung der Patienten in kürzerer Zeit, verbunden mit höherer Personalintensität, durch die verbesserten diagnostischen und therapeutischen Möglichkeiten, sowie durch den vermehrten Einsatz teurer medizinischer Großgeräte und Behandlungsverfahren. Während oben genannte Entwicklungen zu einer ständigen Zunahme der Mittelansprüche durch Leistungsträger führen, zeigen die wachsenden Kosten des öffentlichen Gesundheitssektors den mittelverteilenden Körperschaften ein offenbar steigendes Einsparungspotential an. Zusammen mit der wachsenden Bedeutung des Public Health als Forschungsgebiet wird dem Gesundheitswesen dadurch eine stetig wichtiger werdende gesamtvolkswirtschaftliche Rolle zuteil. Trotz der Einführung der Leistungsorientierten Krankenanstaltenfinanzierung (LKF) in Österreich ab 1997 besteht immer noch ein hoher Verbesserungswunsch nach günstigeren und vor allem noch effizienteren Finanzierungsmodellen. Zwar verbesserte das Modell, welches als Ausweg aus dem Dilemma der Grenzen der Finanzierbarkeit eingeführt worden war, die Situation deutlich. Dennoch zeigte auch dieses neue Modell einige Kritikpunkte auf, welche in weiterer Folge in dieser Arbeit noch diskutiert werden.

Diese mittlerweile seit Jahrzehnten bestehende, doch nach wie vor aktuelle Brisanz des Themas, nimmt die vorliegende Bachelorarbeit zum Anlass, die Entwicklung der der Krankenanstaltenfinanzierung in Österreich darzustellen. Im Gegensatz zu zahlreichen anderen Arbeiten wird hier die relevante gesamtgeschichtliche Entwicklung der Finanzierungsmethoden dargestellt und lediglich die beiden Schwerpunkte Pflegetagsvergütung und LKF werden in einem weiteren Abschnitt etwas detaillierter behandelt. Zum besseren Verständnis und als Diskussionsgrundlage der heutigen Situation und Entscheidungsprozesse soll die historische Entwicklung hier deskriptiv erläutert werden.

Im unmittelbar folgenden Teil dieser Arbeit werden als weitere Verständnisgrundlage kurz der Hintergrund und der gesetzliche Rahmen der österreichischen Krankenanstaltenfinanzierung vorgestellt.

In einem weiteren Abschnitt unter Punkt 3 soll anschließend die gesamte historische Entwicklung der österreichischen Krankenanstaltenfinanzierung präsentiert werden. Als Einstieg wird kurz der Prozess der Entstehung der verschiedenen Finanzierungsmodelle anhand der ersten sozialen Sicherungssysteme erläutert. In einem nächsten Part wird zunächst die Entwicklung der Krankenanstaltenfinanzierung bis 1957 dargestellt bevor schließlich das letzte historische Modell, das Pflegetagsvergütungssystem beschrieben wird.

Daraufhin wird das aktuell in Österreich bestehende System der leistungsorientierten Krankenanstaltenfinanzierung präsentiert. Nach einem kurzen Abschnitt über dessen Ursprünge wird die Implementierung und das Bestehen in Österreich analysiert werden.

Der letzte Punkt widmet sich abschließend noch diversen Lösungsvorschlägen als Antwort auf zuvor erwähnte Kritikpunkte und einem internationalem Vergleich der verschiedenen Finanzierungssysteme des Gesundheitswesens.

2. Hintergrund und Allgemeines

Der Anteil der gesamten Gesundheitsausgaben am Bruttoinlandsprodukt (BIP) betrug im Jahr 2011 laut Statistik Austria 10,8%. Dies entspricht einer Summe von 32,4 Mrd. wobei die Ausgaben von 2010 auf 2011 um 813. Mio. Euro gestiegen sind – 2,6%. Durchschnittlich war bei den Gesundheitsausgaben in Österreich zwischen 1990 und 2011 jährlich ein Anstieg von 5,1% zu beobachten. Aufgrund der im Vergleich zum BIP weniger stark gestiegenen Gesundheitsausgaben, sinkt der Anteil der Gesundheitsausgaben am BIP zwischen 2010 und 2011 von 11,0% auf 10,8%. Im Jahr 1990 betrug der Anteil noch 8,4%.

Nach Leistungserbringern betrachtet entfiel 2011 der größte Teil der laufenden Gesundheitsausgaben, nämlich rund 11,9 Mrd. Euro oder 38,9% auf Krankenanstalten. Dieser hohe Anteil zeigt die große Bedeutung der Krankenanstalten im Verhältnis zur gesamten Finanzierung des Gesundheitssektors. Diese Mittel stammten zu 46,1% von den Gebietskörperschaften Bund, Länder und Gemeinden und zu 45,3% von den Sozialversicherungsträgern. Der restliche Anteil von 8,7% wurde privat finanziert, also von privaten Versicherungsunternehmen oder privaten Haushalten. Von den 11,9 Mrd. Euro für Krankenanstalten flossen rund 10,2 Mrd. Euro oder 85,7% in die stationäre Versorgung. Aus diesen Gründen wird sich diese Arbeit ab Punkt 3.3 besonders der stationären Versorgung und deren Finanzierung widmen. In Österreich gab es Ende 2011 273 Krankenanstalten was zu einer Gesamtanzahl an aufgestellten Betten von insgesamt 64.789 führte. Das entspricht einer Bettenzahl von 769 pro 100.000 Einwohner. Seit Anfang der achtziger Jahre ist bei der Zahl der Spitalsbetten generell ein rückläufiger Trend zu beobachten (Statistik Austria – Online).

Wie aus den Daten der Statistik klar hervor geht, kann man in Österreich grundsätzlich von einer dualen Finanzierung des Krankenanstaltenwesens sprechen. Die Mittel stammen somit einerseits aus privater Hand und andererseits aus dem öffentlichen Sektor.

Ein entscheidender Faktor des österreichischen Bundesstaates ist das Prinzip des Föderalismus, welches auch in der Bundesverfassung verankert ist. Ganz allgemein sind somit staatliche Kompetenzen generell zwischen Bund und Ländern verteilt. Während beinahe alle Belange des Gesundheitswesens der Verantwortung des Bundes zugehörig sind, fallen gewisse Bereiche der Krankenanstalten den Ländern zu. Hierbei besitzt der Bund eine Grundsatzgesetzgebungskompetenz, eine Ausführungsgesetzgebung bzw. Vollziehung obliegt jedoch den Ländern (BMGF, 2005b S.3).

Bei genauer Betrachtung des Begriffs Finanzierung stößt man auf zumindest zwei Aspekte. Während sich die Literatur bei der Bedeutung der Finanzierung als Mittelaufbringung noch einig ist, sehen manche Autoren den Bedarf einer Differenzierung zum Begriff Krankenhausvergütung, welche nur die Mittelverwendung beschreibt (Neubauer, 1999). Die Finanzierung der Krankenanstalten erfolgt, wie bereits erwähnt, durch mehrere Geldgeber und ist durch die sogenannte 15a-Vereinbarung geregelt. Hierbei handelt es sich um innerstaatliche Staatsverträge zwischen Bund und Ländern gemäß Artikel 15a B-VG (Bundesverfassungsgesetz), welche die Organisation und Finanzierung des Gesundheitswesens regeln. Diese Vereinbarungen werden jeweils zeitlich befristet für mehrere Jahre abgeschlossen. Auf Seiten der Finanziers stehen in Österreich die Sozialversicherungsträger, welche durch gesetzlich geregelte Pflichtversicherungen finanziert werden, die Länder, der Bund und die Gemeinden. Letztere beziehen ihre Gelder aus Steuermitteln. Darüber hinaus finanzieren teilweise die Patient/innen selbst oder auch private Versicherungen (LKF Broschüre, 2011).

Diese nach der 15a-Vereinbarung festgelegten Mittel werden in einem weiteren regulierten Schritt nach einem Anteils-Schlüssel auf die Länder und die Landesgesundheitsfonds aufgeteilt. Die Länder bzw. Fonds können anschließend die Mittel auf verschiedene „Töpfe" (Budgetwidmungen) aufteilen. Der größte dieser „Töpfe" dient der Finanzierung des stationären Betriebs der Krankenanstalten (Hofmarcher; Rack, 2006).

Grafische Darstellung der Finanzierung von Krankenanstalten

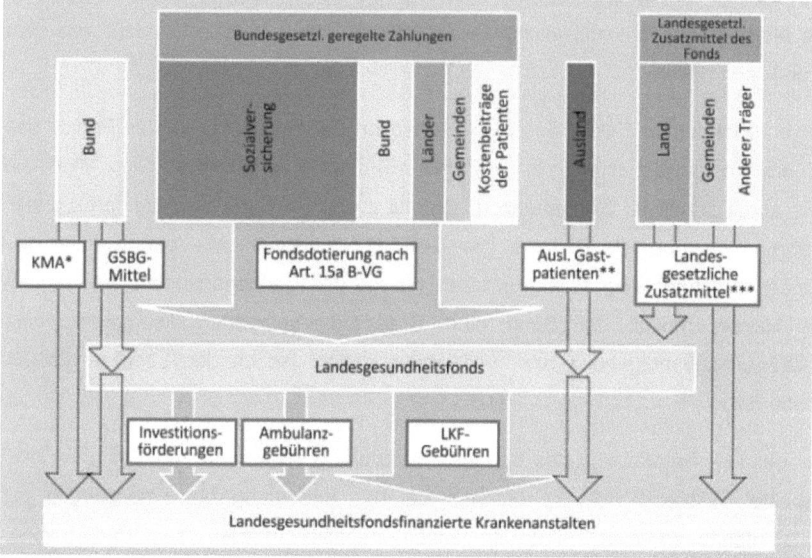

Abbildung 1: Modifizierte Darstellung nach Lüdeke und Ailinger, 2005, S.5 (BMGF)

*Klinischer Mehraufwand – Forschung und Lehre; Bsp.: AKH

**Abwicklung über GKK, ausl. Versicherer,…

***In manchen Ländern erfolgt Betriebsabgangsdeckung über die Fonds

3. Historische Entwicklung der Krankenanstaltenfinanzierung

Im folgenden Teil sollen der historische Verlauf und die Entstehungsgeschichte der österreichischen Krankenanstaltenfinanzierung beschrieben werden. Obwohl diese de facto erst ab einem späteren Zeitpunkt existiert, wird ein erster Abschnitt bereits die Entwicklungsprozesse zu einer solchen Entstehung erläutern und zu diesem Zweck zeitlich etwas weiter ausholen.

3.1. Frühe soziale Sicherungssysteme

Als Grundlage zu den eigentlich im Fokus stehenden Krankenanstalten soll im Folgenden kurz die Entwicklung der sozialen Sicherungssysteme in Österreich skizziert werden. Alber (1982) spricht hierbei von drei Frühformen von Sicherungssystemen in Europa welche sich anschließend in verschiedene Richtungen entwickelt haben. Neben der genossenschaftlichen Hilfe seit den Zünften und Gilden des Mittelalters und der Schutzverpflichtung der Arbeitgeber aus der Feudalzeit gab es die staatliche Armenpflege mit ihren Ursprüngen im Elisabethanischen England im 16. Jhdt., wobei der Staat erstmals die Aufgabe der Sicherung seiner Bürger/innen anstelle der Kirchen und Klöster übernahm. Allen diesen Systemen war jedoch anfangs die „negative Sozialpolitik" gemeinsam – der Bezug von Unterstützungsleistungen war immer mit dem Verlust bürgerlicher Rechte verbunden (Zöllner, 1959).

Aufgrund des starken Bevölkerungswachstums und der zunehmenden Konzentration der Bevölkerung in Ballungsräume wurden soziale Notlagen (Krankheiten,...) nicht nur schneller verbreitet sondern auch besser sichtbar (Alber, 1982). Das Beispiel der Militärtauglichkeit veranschaulicht diese Lage gut: Während 1870 noch 340 von 1000 Wehrpflichtigen tauglich waren, traf dies 1882 auf nur noch 163 der untersuchten Männer zu (Tálos; Wörister, 1994). Dieses Massenelend im Übergang der Agrar- zur Industriegesellschaft ging in die Geschichte als „soziale Frage" ein und macht den dringenden Bedarf nach sozialer Sicherung gegen das Risiko des Einkommensverlustes deutlich (Eichwalder, 2009). Durch die zunehmende Macht der Arbeiter und das Aufkommen der Gewerkschaften verstärkte sich der Ruf nach Sicherungssystemen. Gab es in Österreich anfangs noch vermehrt freiwillige Formen der Versicherung, wurde die obligatorische Versicherung zum „Schutz der Lohnarbeiterschaft" in Österreich recht früh eingeführt (Alber, 1982). Dieses Versicherungskonzept, welches 1872 auf der Berliner Konferenz über die

Arbeiterfrage bereits diskutiert wurde, enthielt ein Finanzierungsmodell durch Arbeitnehmer und -geber. 1876 gab es mit dem Verband der Arbeiter-, Kranken- und Invaliden-Unterstützungsvereine Österreich-Ungarns die erste Vereinigung von Krankenkassen. 16 Jahre nach der ersten Diskussion darüber wurde das System der Pflichtversicherung schließlich 1889 mit der Unfall- und Krankenversicherung der Arbeiter/innen konkret eingeführt und sah zu Beginn eine Finanzierung zu zwei Dritteln durch die Arbeiter und zu einem Drittel durch die Arbeitgeber vor. Eine staatliche Beteiligung war noch nicht vorgesehen (Hofmarcher; Rack, 2006).

Der österreichische öffentliche Gesundheitsdienst basiert noch heute auf den Grundlagen des Reichssanitätsgesetzes von 1870, welches die wesentlichen Aufgaben der sanitären Aufsicht festlegt. Während es seit Maria Theresia (1740-1780) bereits die Sanitätshofdeputation als oberste Gesundheitsbehörde mit den Sanitätskommissionen in den Ländern gab, wurde im Zuge der Entwicklung zum Verfassungsstaat diese Deputation in das Innenministerium eingegliedert und die Kommissionen wurden den Landesregierungen unterstellt. Im Zusammenhang mit dem Gemeindegesetz (1862) war somit der noch heute bestehende dreigliedrige Behördenaufbau geschaffen. Seit Einführung des Reichssanitätsgesetzes beschränkt sich im Krankenanstaltenbereich die Bundeskompetenz auf die Grundsatzgesetzgebung und auf die sanitäre Aufsicht.

Bestehende Konzepte aus dem 19. Jhdt. wurden bis zum Ersten Weltkrieg kaum verändert. Es gab lediglich Anpassungen im Bereich der Eisenbahner, Angestellten und privat Beschäftigten. Mit dem Zusammenbruch der Donaumonarchie und dem Entstehen der Sozialdemokratie kam es nach und nach zu einer Ausweitung der Sozialversicherungen wie beispielsweise in Form der Arbeitslosenversicherung. Während 1890 nur 7 Prozent der österreichischen Bevölkerung sozial abgesichert waren, hatten 1930 bereits 60 Prozent eine Versicherung (Tálos, 1981). Mit der Einführung des Gewerblichen Sozialversicherungsgesetzes (GSVG) war die wesentliche Entwicklung österreichischer Sozialversicherungen beendet. Das GSVG beinhaltete hauptsächlich organisatorische Schwerpunkte, wie die wichtige Zusammenlegung der Arbeiter- und Angestelltenkrankenkasse zu einem Reichsverband (§3) und zu Arbeitsgemeinschaften (§4), welche die Sicherstellung der Krankenpflege und Arzthilfe zur Aufgabe hatten (Hofmarcher; Rack, 2006).

Während des Nationalsozialismus kam es in Österreich 1939 zu einer Übernahme einiger bestehender deutscher Gesetze und die österreichische Selbstverwaltung wurde unterbrochen. Bis zum Inkrafttreten des ASVG 1956 blieb die deutsche Gesetzgebung auch nach dem Zweiten Weltkrieg aktuell.

Die Nachkriegsphase stand im Zeichen eines „allgemeinen und kontinuierlichen Siegeszug der Sozialversicherung" (Alber, 1982). 1947 trat in Österreich das Sozialversicherungs-Überleitungsgesetz in Kraft, dessen einschneidende Veränderungen die Wiedereinführung der Selbstverwaltung sowie die Errichtung des Hauptverbandes der österreichischen Sozialversicherungsträger waren. Am 1. Jänner 1956 kam es mit der Einführung des Allgemeinen Sozialversicherungs-gesetzes (ASVG) zu einer Gesamtregelung des österreichischen Sozial-versicherungsrechtes (Hofmarcher; Rack, 2006).

Mit der Errichtung des Sozialversicherungswesens und deren Pflichtmitgliedschaften war ein entscheidender Grundstein für die Finanzierung des Gesundheitssystems allgemein sowie auch der Krankenanstalten im Besonderen gelegt.

3.2. Entwicklung der Krankenanstaltenfinanzierung bis 1956

Die Problematik der Finanzierung des Krankenhauswesens beschäftigte schon immer die „Verwalter" jedes Staatshaushaltes. So kennt man seit dem 18. Jahrhundert und den Reformplänen Gerard van Swietens (1700-1772) in Österreich das Problem der Krankenanstaltenfinanzierung (Walter; Mayer, 1981). Bereits unter Kaiser Josef II. gab es den Versuch, diese Problematik mit der Errichtung des Wiener Krankenanstaltenfonds zu lösen (Hofdekret vom 28. Juni 1784). Da auch im späteren Verlauf des 19. Jahrhunderts jeweils nur Teilaspekte des Krankenanstaltenwesens geregelt worden waren, besaß jener Wiener Krankenanstaltenfonds bis in das 20. Jahrhundert Gültigkeit. Eine dieser Regelungen war das bereits zuvor besprochene Reichssanitätsgesetz aus dem Jahre 1870. Laut diesem kam dem Staat lediglich ein Aufsichtsrecht zu, während die finanziellen und wirtschaftlichen Aspekte der Spitalerhalter nicht mehr in seine Kompetenz fielen.

Aufgrund des großen Mangels an Sicherheiten und Bestimmungen wurde 1920 erstmals das gesamte Krankenanstaltenwesen in Österreich geregelt. Zu dieser Zeit sahen sich schon zahlreiche Spitäler mit erheblichen finanziellen Schwierigkeiten konfrontiert. Besonders die Gemeinde- und Landesspitäler aber auch die aus den

Stiftungen hervorgegangenen Krankenanstalten befanden sich in ernsten wirtschaftlichen Notlagen. Die gravierenden Missstände auf dem Gebiet des Spitalswesens, welche eine Folge des Währungsverfalls darstellten, waren entscheidende Gründe für die Entstehung des Krankenanstaltengesetzes (KAG) vom 15. Juli 1920. So hatten österreichische Krankenanstalten zu diesem Zeitpunkt beinahe ihr sämtliches Eigenvermögen verloren und waren kaum mehr in der Lage signifikante Einkünfte zu generieren. Die fallweise gewährten Unterstützungen aus Staats- und Landesmitteln waren nicht mehr ausreichend, den Betrieb aufrechtzuerhalten und ohne dauernde und gesicherte Beiträge wäre eine große Anzahl der Spitäler gezwungen gewesen, zu schließen. Nicht nur deshalb lag der größte Erfolg dieses Gesetzes auch in einer „Vereinheitlichung in der gesetzlichen Festlegung einer Beitragspflicht der Gebietskörperschaften" (Fritthum, 1985).

In der sogenannten „Achtellösung" der §§48 und 49 des KAG (1920) wurde der Staat verpflichtet, sowohl beim Betriebsabgang als auch beim Errichtungsaufwand für je drei Achtel aufzukommen. Während die Länder ebenso drei Achtel beizusteuern hatten, übernahmen die Gemeinden die übrigen Kosten. Allerdings waren von diesem KAG 1920 lediglich die öffentlichen Krankenanstalten (mit Ausnahmen) betroffen und erst durch das KAG 1957/1 wurden auch die privaten Anstalten geregelt.

Gemäß einer Änderung der Zuständigkeiten innerhalb des Krankenanstaltenwesens durch den Beschluss des Bundesverfassungsgesetzes vom 1. Oktober 1920, waren nur mehr die Vollziehung der sanitären Aufsicht und die Grundsatzgesetzgebung auf dem Gebiet des Krankenanstaltenwesens Aufgabe des Bundes. Die Ausführungsgesetzgebung und die Vollziehung aller übrigen Belange fielen nunmehr der Kompetenz der Bundesländer zu. Aufgrund entsprechender Landesgesetze behielt das KAG vom 15. Juli jedoch seine Gültigkeit.

Durch die Besetzung Österreichs und das dadurch bewirkte Außerkrafttreten der österreichischen Rechtsordnung kam es zu einer gravierenden Änderung der Lage. Im Zusammenhang mit der Übertragung sämtlicher Angelegenheiten öffentlicher Anstalten auf die Reichsgauen als Selbstverwaltungskörper wurde der Bund per 1. April 1941 von der Beitragspflicht öffentlicher Krankenanstalten gänzlich befreit. Aufgrund weiterer gravierender Einschnitte in die Verwaltung ergab sich nach Wiedererhalt der politischen Freiheit die Notwendigkeit, mit dem Krankenanstaltenbereich verbundene Sachverhalte, sofern der Bund zuständig war, neu zu regeln. Einer dieser Einschnitte stellte beispielsweise ein Schnellbrief der Reichsminister für Inneres und Finanzen ebenfalls vom 1. April 1941 dar. Demzufolge hatten Träger öffentlicher Krankenanstalten von da an die Betriebslast in voller Höhe selbst zu tragen. Um dennoch eine Entlastung der Rechtsträger herbeizuführen, gab es die Möglichkeit, die Krankenanstalten dem Land- oder Stadtkreis beziehungsweise dem Reichsgau zu übertragen. Spitalserhaltende Gemeinden und Orden, welche von dieser Option nicht Gebrauch machten, gerieten daher oft in zwangsläufige finanzielle Schwierigkeiten, die nur durch „Erlöse aus dem Verkauf von Liegenschaften und durch sonstige wirtschaftliche Maßnahmen" kurzfristig abzuwenden waren.

Bereits im Dezember 1954 war der Entwurf zu einem neuen KAG dem österreichischen Nationalrat vorgelegt worden. Da man sich jedoch nicht zu einem konkreten Gesetzestext einigen konnte, wurde die Einführung immer wieder verschoben, bis schließlich 1956 mehrere Abgeordnete (ÖVP) einen Dringlichkeitsantrag stellten. Der Grund dafür war die „katastrophale finanzielle Lage" (7. Beiblatt zur Parlamentskorrespondenz vom 11. Dez. 1956, Begründung des 28/A) der Spitäler und der Entgang eines Zuschusses von rund 50 Millionen Schilling jährlich aus Bundesmitteln, die bereits im Entwurf 1954 geplant waren. Am 18. Dezember wurde somit das neue KAG vom Nationalrat beschlossen (Fritthum, 1985).

3.3. Entwicklung 1957 bis 1978

Nach dem neuen KAG von 1956 kam es ab 1957 zu einer Finanzierung über Pflege- und Sondergebühren der Krankenanstalten. Damit sollten per Definition sämtliche Leistungen der Krankenanstalten gedeckt sein. Ausgenommen waren jedoch von Anfang an Ausgaben für die Errichtung, Umgestaltung oder Erweiterung der Anstalt, sowie Abschreibungen und der klinische Mehraufwand. Diese Kosten durften nach §27 Abs. 3 KAG 1957 nicht zur Berechnung der Pflegegebühren hinzugezogen werden. Dadurch entsteht notgedrungen ein jährliches Defizit eben jener Höhe der ausgenommenen Kosten. Bei Abgeltung der Gebühren kann also bestenfalls eine Finanzierung der laufenden Betriebskosten erreicht werden. Da nach Hafner (1976) die damaligen „Pflegesätze von den Landesregierungen niedriger als kostendeckend festgesetzt" wurden, vergrößerte sich das zuvor beschriebene Defizit auch noch um die nicht gedeckte Spanne der laufenden Ausgaben.

Obwohl der Gesetzgeber grundsätzlich ein Ersetzen der Kosten durch die behandelte Person vorsieht, waren Selbstzahler/innen stets in einer kleinen Minderheit aufgrund des hohen krankenversicherten Anteils der Bevölkerung. Da der Anteil privatversicherter Personen kontinuierlich zunahm, verringerte sich der Privatzahler-Anteil bereits in den Anfängen des Systems zusehends.

Bis ins Jahr 1978 (siehe Punkt 3.4) wurde die Höhe der Pflegegebührensätze jeweils durch privatrechtliche Verträge geregelt (§28 Abs. 4 KAG). Diese Rechtslage führte für über 60 kommunale Krankenhäuser meist jährlich zu langwierigen Verhandlungen, in denen meist Geschick, Überzeugungskraft und Standfestigkeit der Vertragspartner entscheidend waren (Kubin, 1970). Einerseits stellte dies einen gewissen Unsicherheitsfaktor für Betroffene dar, andererseits entstand daraus ein erheblicher Verwaltungs-Mehraufwand. Das Ergebnis dieser privatrechtlichen Verträge war oftmals ein durchschnittlich bloß 60%-iger finanzieller Ersatz der amtlich festgesetzten Pflegegebühren.

Nach Kubin stellt diese Tatsache einen Bruch im öffentlich-rechtlichen Charakter der Krankenanstaltengesetzgebung dar: regelt der Gesetzgeber sämtliche relevanten Aspekte der Errichtung und des Betriebs der Krankenanstalten durch einen einseitigen behördlichen Akt, überließ der Bund gleichzeitig die Rechtsträger der Anstalten bezüglich der entscheidenden Frage des Pflegekostenersatzes sich selbst. Der Gesetzgeber entzog sich also der „Verpflichtung, objektive Kriterien zu setzen, nach denen, die, von den Sozialversicherungsträgern an die Rechtsträger der Krankenanstalten zu leistenden, Pflegekostenersätze behördlich festgelegt hätten werden sollen" (Fritthum, 1985). Zudem waren im Falle einer Uneinigkeit Schiedsgerichte hinzuzuziehen, welche nicht unumstritten waren und oftmals weitere Verwaltungskosten nach sich zogen (Kubin, 1970). Während 1959 noch 61,1% des tatsächlichen Aufwandes gedeckt waren, konnten 1981 nur noch 50,43% der Ausgaben durch die Pflegegebühren finanziert werden. Diese Entwicklung ließ sich einerseits auf das geringe Leistungsvolumen der Sozialversicherungsträger zurückführen, welches durch deren Beitragseinnahmen begrenzt ist. Andererseits waren die zunehmenden Ausgaben und höheren Gebühren der Krankenanstalten und des Gesundheitssystems allgemein ein Grund für das Auseinanderklaffen der erforderlichen und der tatsächlich bezahlten Gebühren. So liest sich der Geschäftsbericht über den Zeitraum von 1.1.1973-30.6.1974 vom Verband der Versicherungsunternehmen Österreichs wie folgt: „Die (...) vorgenommenen Erhöhungen der für die Schadensbelastung der Krankenversicherung ausschlaggebenden Krankenhausgebühren und Honorare haben bereits zu einer Gefährdung der privaten Krankenversicherung geführt, weil die unvermeidliche Überwälzung dieser Kostensteigerungen auf die Prämie das Budget vieler Versicherungsnehmer überfordert." Da mit der fehlenden Berücksichtigung von Vorhaltekosten, mit der Festsetzung der Pflegegebühren durch die Landesregierung unter dem tatsächlichen Wert der Kosten und der Tatsache, dass Sozialversicherungsträger nicht die vollen Pflegegebühren zu zahlen haben, wesentliche Abstriche gemacht wurden, kam es in der Folge zwangsläufig zu „Betriebsabgängen" der Krankenanstalten (Fritthum, 1985).

In Zusammenhang mit diesen Betriebsabgängen (gemäß §34 KAG: die Differenz zwischen den gesamten Betriebs- und Erhaltungskosten und den Einnahmen) kann die gesetzliche Festlegung einer Beitragspflicht der Gebietskörperschaften, wie schon erwähnt, als größter Fortschritt des KAG von 1957 gesehen werden. Nach §57 dieses Gesetzes hatte der Bund 10% der je nach öffentlicher Krankenanstalt festgesetzten Gebühren zu entrichten, maximal jedoch 18,75% des Betriebsabganges, was somit genau der Hälfte der ursprünglichen Achtellösung (3/8), welche bis 1938 in Kraft war, entsprach. Für private Krankenanstalten galten geringere Bezugsregelungen (5% / 10%). Verschiedene Regelungen bestehen bezüglich des verbleibenden Restbetrages, wonach der Bezirk (Gebiet, für das die Krankenanstalt bestimmt ist) oder Sprengel (Einzugsgebiet der Anstalt) für die Deckung herangezogen werden können. Mindestens für die Hälfte des Betriebsabganges müssen nach KAG jedoch der Beitragsbezirk, der Krankenanstaltensprengel und das Bundesland gemeinsam aufkommen. Oftmals wurde vom Landesgesetzgeber das gesamte Bundesland als Bezirk und Sprengel festgelegt.

In der 1. KAG – Novelle von 1958 wurden die ursprünglich noch bestehenden Unterscheidungen zwischen allgemeinen öffentlichen Krankenanstalten und öffentlichen Sonderheilanstalten einstimmig abgeschafft.

Zusammengefasst kann somit eine Entwicklung beobachtet werden, wonach die Beitragspflicht des Bundes von 37,5% 1938 auf 18,75% 1957 gefallen war, jene der Bundesländer von ebenfalls 37,5% auf 29%, die der Gemeinden jedoch von 25% auf 52,25% gestiegen war. Dies war einer der Hauptkritikpunkte des Systems und führte mit der verzögerten Mittelzufuhr des Bundes von oftmals zwei oder drei Jahren zu schweren finanziellen Problemen. In der Literatur wird dazu außerdem oftmals kritisiert, dass die bloße Pflegegebühren- bzw. Pflegetagsvergütung und die Subvention der Gebietskörperschaften keinerlei wirtschaftlichen Handelns durch die Krankenanstalten förderten. Die daraus resultierende erneute Verschlechterung der Lage und die bereits erwähnte Kostenexpansion der Anstalten führten 1974 schließlich zur zweiten KAG-Novelle. Trotz des dringenden Reformbedarfs wurden die wichtigen Themen in dieser Novelle kaum berücksichtigt und der inhaltliche Fortschritt beschränkte sich beinahe auf Definitions- und Typisierungsanpassungen und die Beschränkung der Zahl der Gebührenklassen auf zwei. Die Zuschüsse des Bundes wurden lediglich für zwei Jahre geringfügig erhöht. So verpflichtete sich der Gesetzgeber ab 1974 12,8% (statt vorher 10%) und 1975 14,9% der Pflegetagsgebühren zuzuschießen. Durch das Auslaufen jener zeitlich befristeter Subventionen trat, wie zu erwarten war, rasch eine Verschlechterung der bundesweiten Zustände auf. Vor einer entscheidenden Änderung 1978, sei hier noch die 3. KAG-Novelle von 1977 erwähnt, welche jedoch keine finanzierungsrelevanten Fragen behandelte und lediglich Randthemen, wie ärztliche Verschwiegenheitspflicht klärte (Fritthum, 1985).

3.4.   4. KAG-Novelle von 1978 und anschließende Entwicklung

Vorrangige anfängliche Aufgabe dieser Novelle war es, die spitalserhaltenden Gemeinden zu entlasten und anstelle des existenten Abgangsdeckungssystems, ein leistungsorientiertes Zuschusssystem zu errichten. Das Ergebnis langer Verhandlungen war schließlich die Einführung eines Krankenanstalten-zusammenarbeitsfonds (KRAZAF) auf Basis einer Neuregelung der Kranken-anstaltenfinanzierung zwischen Bund und Ländern. Zwar wurde diese Regelung – eigentlich als vorläufige Lösung gedacht – nur für die Jahre 1978 und 1979 beschlossen, jedoch war vereinbart, dass es automatisch zu einer Verlängerung der Geltungsdauer komme, sollte nicht einer der Vertragspartner eine schriftliche

Kündigung übermitteln (Art. 24 Abs. 2 BGBl, 1978). Der zentrale Gedanke der Errichtung dieses Fonds (KRAZAF) war es, einen Topf für das Zusammenfließen der zur Finanzierung der Krankenanstalten gedachten öffentlichen Mittel zu schaffen.

Für die Aufgabe, Zuschüsse verschiedener Formen an die Krankenanstalten zu leisten, wurde der Fonds mit einer eigenen Rechtspersönlichkeit ausgestattet und bestand aus 19 Mitgliedern (aus den Ländern, der Bundesregierung, dem Hauptverband österreichischer Sozialversicherungsträger, dem Gemeindebund und dem Städtebund) mit dem Gesundheitsminister als Vorsitzendem. Weiters mussten Beschlüsse grundsätzlich einstimmig gefasst werden und die Kontrolle des KRAZAF oblag dem Rechnungshof.

Beiträge der Krankenversicherungsträger, der Gemeinden, der Länder und des Bundes stellten den Großteil der Mittel des Fonds dar, während Spenden und Vermögenserträge einen geringen Teil ausmachten. Vermögenserträge setzten sich aus den Zinsen der von den Gebietskörperschaften monatlich und von den Krankenversicherungsträgern vierteljährlich bezahlten Leistungen zusammen.

Die Rechtsträger der anspruchsberechtigten Krankenanstalten (ausgenommen waren beispielsweise Pflegeabteilungen der öffentlichen Krankenanstalten für Geisteskranke) hatten verschiedene Kriterien wie die Anwendung eines vorgeschriebenen Buchführungssystems oder die Errichtung einer Leistungsstatistik zu erfüllen und anschließend einen Antrag auf Zuschüsse durch den KRAZAF zu stellen. Konkret wurden anschließend die Zuschüsse wie folgt aufgeteilt:

- 66,96% nach dem alten Zweckzuschusssystem (§§57 und 59 KAG)
- 11,28% nach Pflegetagen (Pflegetagsvergütungssystem)
- 3.84% nach Pflegefällen
- 1,92% nach Ambulanzleistungen

Aufgrund jener Beobachtungen kann festgestellt werden, dass die geplante Ursprungsidee des KRAZAF, ein leistungsorientiertes System anstelle des abgangsorientierten Zweckzuschusssystems einzuführen, nicht umgesetzt werden konnte. Vielmehr liegt beinahe der einzige Unterschied zum vorigen System darin, dass ab 1978 das Doppelte der finanziellen Mittel zur Verfügung stand (Fritthum, 1985).

3.5. Pflegetagsvergütungssystem

In der Zeit zwischen 1978 und 1997 galt in Österreich ein sogenanntes Pflegetagsvergütungssystem. Wie in den vorherigen Abschnitten bereits erläutert, bestanden die Einnahmen der öffentlichen Anstalten grundsätzlich aus den Pflegegebühren und Pflegegebührensätzen, aus Ambulanzgebühren und Sondergebühren. Des Weiteren kamen die Betriebszuschüsse der verschiedenen Gebietskörperschaften, Eigenleistungen der Rechtsträger, sowie die Mittel aus dem Fonds (KRAZAF) hinzu (Negri, 1998). Die laufenden Kosten wurden durch eine Abgeltung der anfallenden Kosten mittels der sogenannten amtlichen Pflegegebühren finanziert. „Diese Pflegegebühren stellten den „Preis" für einen Pflegetag dar, der als Durchschnittswert, unabhängig von Diagnose, Therapie oder sonstigen von der Krankenanstalt erbrachten Leistungen (d.h. auch unabhängig davon, ob es sich bei der stationären Betreuung um eine kostenintensive medizinische Behandlung oder um einen kostengünstigen letzten Pflegetag vor der Entlassung handelt) pro Patient und Pflegetag errechnet wurde. Dieser Fixbetrag variierte zwar sowohl zwischen als auch innerhalb der Bundesländer, war jedoch für alle Patient/innen einer Krankenanstalt derselbe." (Negri, 1998) Als Beispiel seien hier amtliche Pflegetagsgebühren von 1992 und 1993 angeführt – diese variierten je nach Bundesland zwischen öS 960.- und öS 6890.- und ein Jahr später von öS 1125.- bis öS 8160.- pro Patient und Tag (Negri, 1998).

Bis 1997 setzte sich die Finanzierung der Krankenanstalten aus drei Elementen zusammen. Einerseits waren dies die laufenden Einnahmen der Krankenanstalten, zweitens Zuschüsse aus dem KRAZAF und zuletzt die Deckung des restlichen Betriebsabganges, wobei die laufenden Einnahmen aus den „Pflegegebührensätzen und den Ambulanzgebühren der sozialen Krankenversicherungen, den Zahlungen von privaten Krankenversicherungen (insbesondere für die Sonderklasse) und den Kostenbeiträgen der Patienten" bestanden" (Negri, 1998). Ab Juli 1988 wurde ein solcher Kostenbeitrag von Patienten der allgemeinen Gebührenklasse eingehoben und betrug im Jahr 1993, bundeslandabhängig, zwischen öS 56.- und öS 60.- pro Pflegetag und Patient. Es gab jedoch die Möglichkeit im Falle sozialer Härte, Befreiungstage zu beantragen. Zudem waren die Beitragszahlungen auf maximal 28 Tage begrenzt (Negri, 1998).

In der Praxis war es, wie teilweise schon erwähnt, jedoch nach wie vor nicht einmal möglich, die Hälfte der Gemeinkosten der privaten gemeinnützigen und der öffentlichen Krankenanstalten zu decken. Konkret deckten die „Investitions-, Betriebs- und sonstigen Zuschüsse aus dem KRAZAF von insgesamt 15,3 Milliarden Schilling 1993 bzw. etwa 16,1 Mrd. öS im Jahr 1994" (Negri) etwa ein Fünftel der Gesamtkosten der Krankenanstalten. Je nach landesrechtlichen Regelungen wurde der übrige Betrag des Betriebsabganges durch die Träger der Krankenanstalt, die Gemeinden und die Gemeindeverbände und das jeweilige Bundesland finanziert (Negri, 1998). Durch dieses Konzept, welches die Kostendeckung grundsätzlich garantierte, fehlte es beinahe gänzlich an wirtschaftlichen Anreizen. Vielmehr entstand ein „Kostennachweissystem", bei dem sich einzelne Spitäler mehr um den Nachweis entstandener Kosten bemühte, denn um deren Senkung (Lenzen, 1986). Für die weitere Entwicklung des KRAZAF sei hier auf Punkt 4.1.2 dieser Arbeit verwiesen.

3.5.1. Kritik und Schwächen

Der Hauptkritikpunkt des früheren Krankenanstaltenfinanzierungssystems in Österreich war der Anreiz zu einer (medizinisch oftmals nicht gerechtfertigten) viel zu langen Verweildauer der Patienten in den Spitälern. Dadurch kam es durch die Rechtsträger zu Maßnahmen, die volkswirtschaftlich nicht sinnvoll waren. Tatsächlich bewirkten die Auslastungssteigerungen mit dem Ziel der Verringerung des Betriebsabganges einerseits höhere volkswirtschaftliche Kosten. Andererseits führten kapazitätsreduzierende Schritte zumindest kurzfristig zu höheren Betriebsabgängen. Überdies existierte vor Einführung der leistungsorientierten Kranken- anstaltenfinanzierung (siehe Punkt 4), aufgrund des hohen Fixkostenanteils, eine Motivation, Patienten länger in spitalsärztlicher Behandlung zu behalten, um dadurch den Fixkostenanteil pro Pflegetag (d.h. die Durchschnittskosten) zu reduzieren. Verstärkt wurde diese Gegebenheit dadurch, dass zwischen Einlieferungs- und Entlassungstag ein oftmals starker unterschiedlicher Kostenverlauf bestand (Renner, 1989). Da die KRAZAF-Mittel im Wesentlichen nur nach der Höhe des Betriebsabganges auf die einzelnen Krankenhäuser verteilt wurden, fehlte ein Anreiz völlig, überhöhte Kapazitäten abzubauen. Die entstandenen Kosten wurden in jedem Fall erstattet und somit fehlte jegliche Motivation, zu einer wirtschaftlichen Betriebsführung überzugehen (Negri, 1998).

Als letzten großen Schwachpunkt sei noch erwähnt, dass kaum ein Zusammenhang zwischen dem einzelnen Pflegetag und tatsächlich erbrachter Krankenhausleistung bestand. Dies war hauptsächlich deshalb der Fall, da durch den Pflegetag bloß die Unterkunfts- und Verpflegungsleistung entsprechend gemessen wurde.

Beim Lesen des bisherigen Abschnittes wird der dringende Bedarf nach einer Reform des Finanzierungssystems der österreichischen Krankenanstalten deutlich. Im Folgenden soll die Entwicklung zu einem solchen und anschließend das Modell selbst beschrieben werden. Im Jahr 1997 trat das Konzept der leistungsorientierten Krankenanstaltenfinanzierung (LKF) in Österreich in Kraft.

4. Leistungsorientierte Krankenanstaltenfinanzierung

4.1. Ursprünge des (DRG-) Modells

Bereits zu Beginn der 1980er Jahre beschlossen die USA ein intensives Kostendämpfungsprogramm als Antwort auf den sprunghaften Kostenanstieg im amerikanischen Gesundheitswesen mit Steigerungsraten bis zu 20%. Einen entscheidenden Bestandteil des neuen Programmes stellte damals die Entwicklung und Einführung eines „Prospective Payment System" dar, wonach der Ersatz von Kosten zukünftiger Leistungen bereits im Voraus festgelegt werden sollte. Im Zuge eines breit angelegten Forschungsprojektes der Yale University in Zusammenarbeit mit zahlreichen Experten/innen wurde ein Patientenklassifikationssystem erarbeitet, welches „kohärente Patientengruppen auf Basis gleich hohen Ressourcen-verbrauches festlegte" (Dézsy; Spann, 1995). Dieses als DRG-System (=Diagnosis Related Group) bekannt gewordene Finanzierungssystem wurde 1983 in den USA eingeführt und basierte auf zahlreichen verschiedenen Faktoren, wie der geschätzten Verweildauer bei einer Diagnose, Komplikationen, dem Alter der Patienten/innen und dem Geschlecht der Patienten/innen. Aus der Annahme heraus, Patienten/innen mit gleicher Diagnose benötigen einen ähnlichen Ressourcenverbrauch bei Diagnose und Therapie, sollte für all jene einer Gruppe gleich viel bezahlt werden. Auf Basis einer großangelegten Studie mit ca. 400.000 Patienten/innen wurde der Fallkostenersatz (Leistungspauschale) festgelegt (Dészy; Spann, 1995).

4.2. Entstehung und Einführung des LKF-Modells in Österreich

Wenn auch Wünsche und Diskussionen über ein derartiges System bereits früher bestanden, spricht man oftmals vom Jahr 1974 als Start der Entwicklung bzw. der Schaffung einer Basis für das österreichische LKF-Modell: Durch die 2. KAG-Novelle in jenem Jahr wurde ein Buchführungssystem zur Kostenermittlung und Kosten-stellenrechnung eingeführt. Erstmals konkret erwähnt und teilweise umgesetzt fand sich das Prinzip der leistungsorientierten Finanzierung in der zweiten KRAZAF-Vereinbarung (ab 1983), wobei hier lediglich Sonderleistungen wie die Ausbildung des Personals betroffen waren. Obwohl während der Laufzeit der dritten KRAZAF-Vereinbarung von 1985-1987 vier verschiedene leistungsorientierte Finanzierungs-systeme wie das amerikanische DRG-System, das DRG-Vorbereitungssystem, das Normalkostensystem und das Kostenvorgabesystem (Globalbudgetsystem) praxisgerecht geplant worden waren, beschloss die Kommission zur Vorbereitung der Strukturänderungen, dass aufgrund der bis dahin geleisteten Vorarbeiten noch keines der erprobten Systeme für die Praxis geeignet war. Einer der Gründe war ein noch fehlendes bundesweites, einheitliches Diagnosen- und Leistungs-dokumentationssystem für die Krankenhäuser. Andererseits waren alle vier Modelle zu länderspezifisch und konnten dadurch nicht direkt auf Österreich angewendet werden (Herndl, 2010).

Mit 20 Referenzkrankenhäusern wurde schließlich im Rahmen der vierten KRAZAF-Vereinbarung (1988-1990) ein Modell der LKF erarbeitet. Nach einer Präsentation der Ergebnisse wurde dennoch beschlossen, das Abrechnungsmodell noch weiterzuentwickeln und zahlreiche Maßnahmen zur Vorbereitung der Reform durchzuführen.

Die 5. KRAZAF-Vereinbarung (1991-1994), welche darauf um zwei Jahre bis 1996 verlängert worden war, brachte dann die letztendlich entscheidende Weiterentwicklung des Modells in Zusammenarbeit mit den Referenzanstalten. Dabei wurde ein Leistungskatalog in das Finanzierungssystem integriert und leistungsorientierte Diagnosefallgruppen erstellt. Ab dem Jahr 1993 wurde für alle KRAZAF-Krankenanstalten eine parallele LKF-Abrechnung vorgenommen. Wenngleich Beiträge nach wie vor nach der ursprünglichen Methode ausbezahlt wurden, so stellte diese Parallelabrechnung dennoch eine wesentliche Grundlage für die weiteren politischen Entscheidungen dar (Negri, 1998).

Nach der Auswertung des Modellversuches ab 1995 im Bundesland Vorarlberg konnte ein „deutlicher Rückgang der Belegdauer der Patienten(..), eine Zunahme der Entlassungen am Freitag und eine Zunahme kürzerer Krankenhauspflege(...) festgestellt werden" (Negri, 1998). Aufgrund dieser und weiterer beobachteter Verbesserungen, welche unter anderem durch einen weiteren Pilotversuch in Niederösterreich ab 1996 gestützt wurden, wurde das LKF-Modell 1997 schließlich 1997 auf Bundesebene eingeführt.

4.3. Funktionsweise des LKF-Modells

Trotz teilweiser vorheriger Erwähnung sollen hier zum Zweck der besseren Übersichtlichkeit die Ziele des LKF-Modells zusammengefasst werden:

- Verringerung stationärer Aufnahmen
- Verkürzung der Belagsdauer
- Abbau der Akutbetten
- Entlastung des stationären Bereiches der Krankenanstalten
- Senkung der Kosten (Optimierung des Ressourceneinsatzes und Anreizschaffung zu internen Rationalisierungsmaßnahmen)
- ohne die Leistung in qualitativer und quantitativer Hinsicht einzuschränken (Herndl, 2010)

Für den vorgesehenen Bereich der stationären Leistungen unterscheidet das LKF-System den LKF-Kernbereich und den LKF-Steuerungsbereich. Der Kernbereich einerseits ist bundesweit einheitlich geregelt und enthält die Bepunktung des stationären Krankenhausaufenthaltes auf Basis der leistungsorientierten Diagnosefallgruppen (LDF). Der länderweise gestaltbare Steuerungsbereich auf der anderen Seite behandelt optionale Kriterien, welche in Abhängigkeit von den länderspezifischen Erfordernissen zusätzlich berücksichtigt werden können (Personalfaktor, Auslastung,...) (Hagenbichler, 2011).

4.3.1. Der bundeseinheitliche Kernbereich

Hier wird auf Grundlage der Diagnosefallgruppen vergütet. Dabei wird davon ausgegangen, dass, wie bereits erwähnt, bei gleicher Diagnose die Behandlung unterschiedlicher Patienten/innen und in unterschiedlichen Spitälern grundsätzlich zu einem selben Ressourcenaufwand führt. Trotz der Einzigartigkeit jedes/jeder Patient/in, bestehen nach dieser Annahme gewisse therapeutische, diagnostische und demographische Gemeinsamkeiten, durch welche die Art und die Intensität der Leistung bestimmt wird, die er/sie erhält. Die Aufgabe des Modells ist es, diese Patientenklassen mit „gleichen Merkmalen und vergleichbaren Behandlungsprozessen zu Fallgruppen zusammenzufassen" (Negri, 1998).

Der stationäre Krankenhausaufenthalt wird nach diesem Konzept nach bundeseinheitlichen leistungsorientierten Diagnosefallgruppen (LDF) bepunktet. Dazu wurde unter Berücksichtigung medizinischer, ökonomischer sowie statistischer Kriterien ein Baumbildungslogarithmus mit drei unterschiedlichen Stufen angewandt (Hagenbichler, 2011).

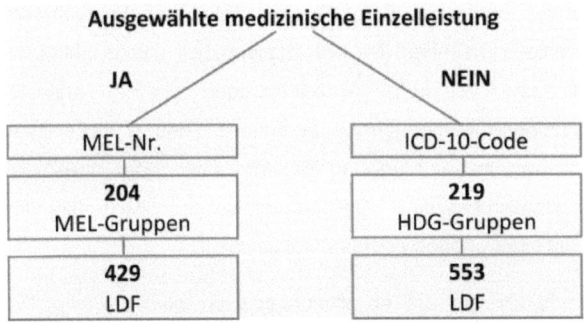

Abbildung 2: Dreistufiger Algorithmus der LDF (BMG – LKF-Modell, 2010)

1. Stufe – Wurde im Rahmen des stationären Krankenhausaufenthaltes eine operative Leistung durchgeführt?
2. Stufe – Aus den medizinischen Einzelleistungen (MEL) wurden 204 MEL-Gruppen gebildet; aus den Hauptdiagnosen gemäß ICD-10-Diagnoseschlüssel 219 Hauptdiagnosegruppen (HDG-Gruppe
3. Stufe – Bei den MEL-Gruppen wurden 429 LDF-Gruppen gebildet; bei den HDG-Gruppen 553

Insgesamt stehen damit 982 LDF-Gruppen zur Verfügung (Hagenbichler, 2011).

Dieser Entscheidungsbaum folgte im Grunde genommen der Erfahrung aus den Referenzspitälern. Bei ca. drei Fünftel aller Pauschalen war die Erkrankung an sich maßgebend für eine Kostenaufstellung, bei den restlichen zwei Fünftel war es die erbrachte Leistung. Aus diesem Grunde wurde auf der zweiten Entscheidungsebene auch terminologisch zwischen „Hauptdiagnosegruppen" und „medizinischen

Einzelleistungsgruppen" unterschieden. Jede HDG und MEL-Gruppe wird anschließend noch nach bestimmten Kriterien weiter unterteilt, wodurch in einem letzten Schritt die LDF-Gruppen entstehen (Potocnik, 2006).

Dadurch ergaben sich am Ende des Algorithmus die LDF-Gruppen und die LDF-Punkte je Fallgruppe – die sogenannte LDF-Pauschale. Anschließend erfolgte eine Definition der Gruppen durch den mittleren Wert (Median) der kalkulierten Kosten aller in einer Gruppe enthaltenen Patienten. Dies ergibt also eine Abdeckung der stationären Krankenhausleistung auf der Grundlage von Durchschnittskosten, wobei hierfür sowohl Intensivkosten als auch einzelleistungs- und tagesleistungsabhängige Kostenkomponenten eruiert werden. Für die Intensivkosten einerseits wurden spezielle Intensivkostenzuschlagsätze pro Tag ermittelt. Durch stetige Befragungen des Personals und laufende Aufzeichnungen wurde andererseits das einzelleistungsbezogene Mengengerüst berechnet. Dies berücksichtigt beispielsweise die Anzahl an Implantaten und Blutkonserven oder direkt zurechenbare Leistungszeiten je Berufsgruppe. Die tagesabhängige Kostenkomponente wird schließlich auf Basis der übrigen Kosten berücksichtigt.

Im Wesentlichen funktioniert das Abrechnungssystem also wie folgt: Pro LDF wird eine Pauschale erhoben, welche sich aus einer Leistungs- und einer Tageskostenkomponente zusammensetzt. Getrennt davon berechnet sich zusätzlich die Intensivkostenkomponente. Die Leistungskostenkomponente kann weiters direkt den Patienten als Einzelleistung angerechnet werden und basiert auf den in den 20 Referenzspitälern kalkulierten Kosten. Die nicht direkt zurechenbaren Tageskostenkomponenten werden schließlich verweildauerabhängig dazugerechnet. Der Pauschalbetrag gilt jedoch nur für die nach LDF definierte Aufenthaltsdauer (mit Ober- und Untergrenzen) des/der Patienten/in. Im Falle einer verkürzten stationären Behandlungszeit sieht das System einen reduzierten Betrag vor, für den Fall einer Verlängerung einen degressiven Punktezuschlag je Tag (Negri, 1998).

4.3.2. Der Steuerungsbereich

Die seit 1997 geltende Krankenhausfinanzierung enthält wie erwähnt neben dem Kernbereich noch eine zweite Ebene, welche vorrangig strukturspezifische Kriterien berücksichtigt und es dadurch ermöglicht, auf landesspezifische Gegebenheiten gesondert einzugehen. Ein unterschiedlicher Versorgungsauftrag der Anstalt kann damit also mit seinen besonderen personellen und apparativen Ausstattungen seine

Berücksichtigung finden. Durch verschiedene angepasste finanzielle Anreize im Steuerungsbereich soll somit eine qualitative Verbesserung des Versorgungsangebotes erreicht werden.

Außerdem werden Ambulanzleistungen und sonstige Leistungen (z.B. Krankenpflegeschulen ebenso über diesen Landesfonds abgerechnet, wodurch eine Berücksichtigung der oftmals sehr unterschiedlichen Ländersituationen erfolgen kann.

4.4. Weiterentwicklung des LKF-Modelles

Bereits nach nur einem Jahr wurden die gemachten Erfahrungen im Zusammenhang mit dem neuen System schon berücksichtigt, um Verbesserungen und Anpassungen durchzuführen. Im Folgenden sollen die wichtigsten Veränderungen in der Entwicklung des Kernbereiches des Modells angeführt werden.

Im ersten Jahr, 1998, wurden hauptsächlich kleine Anpassungen bei der Einteilung der Gruppen im bereits vorgestellten Baumalgorithmus vorgenommen. So wurde die Anzahl der LDF-Gruppen insgesamt beispielsweise um 68 auf 848 verringert. Aufgrund einer beobachteten Zunahme sogenannter 0-Tagespatienten wurden die diesbezüglichen Regelungen und Kontrollen verstärkt und insbesondere auf Intensivstationen kam es zu einer Reform des Dokumentations- und 0-Tages-Abrechnungssystems. Eingeführt wurde dieses neue Dokumentationssystem schließlich 1999. Zuvor hatten Krankenhäuser offenbar versucht durch diese 0-Tages-Politik eine höhere LKF-Punkteanzahl zu erzielen (Herndl, 2010). Während der folgenden Jahre bis einschließlich 2001 kam es lediglich zu geringen Anpassungen der verschiedenen MEL-, HDG- und LDF-Gruppen, welche hauptsächlich auf den medizinischen Fortschritt und die daraus resultierenden Veränderungen zurückzuführen sind. Lediglich durch eine weitere Beobachtung sahen sich die Verantwortlichen gezwungen im Jahr 2000 eine gesonderte Anpassung vorzunehmen. Krankenhäuser versuchten durch den vermehrten Transfer der Patienten in andere Anstalten, die gesamte Pauschale einzustreichen, ohne gleichzeitig jedoch für die Gesamtkosten der Behandlung aufkommen zu müssen. Aufgrund der Häufigkeit dieses Phänomens bei Schlaganfallpatienten/innen wurde im Zusammenhang mit einer neuen MEL-Gruppe der „Stroke Unit" versucht, eine Veränderung zu erreichen (Schaffhauser-Linzatti; Rauner, 2008).

Im Jahr 2002 wurde das System schließlich notwendigerweise an die neue Währung angepasst und fortan wurde in Euro gerechnet. Zusätzlich wurden erneut zahlreiche Anpassungen bei den einzelnen Gruppen vorgenommen. So wurden beispielsweise einige Stationen neu definiert, wie die getrennte Intensivstation für Kinder und Erwachsene und die maximale Belegdauer wurde reduziert. Eine wesentliche Änderung des Modells fand durch die Einführung des Tagesklinikmodells statt, welcher den „Drehtüreffekt" beseitigen sollte. Zuvor hatten Spitäler begonnen, Patienten/innen verfrüht zu entlassen und anschließend wieder neu stationär aufzunehmen, da aufgrund des degressiven Punktezuschlags dadurch mehr Punkte zu generieren waren. Als Gegenmaßnahme wurde ein neuer Vorschriften- und Voraussetzungskatalog entwickelt, der die Klassifikation der Tagesklinikpatienten/innen stärker regeln sollte. Dieser Prozess wurde im Jahr 2003 fortgesetzt (Schaffhauser-Linzatti; Rauner, 2008).

In den darauffolgenden Jahren bestand ein Abkommen der Länder und des Bundes, nur medizinisch oder ökonomisch notwendige Änderungen des LKF-Systems vorzunehmen. Hauptsächlich kam es dadurch zu Maßnahmen, welche der Erlösmaximierung der Krankenhäuser entgegenwirken sollten. Diese Maßnahmen wurden meist in der Form strengerer Regelungen und Kontrollen umgesetzt, wie beispielsweise der Genehmigungspflicht durch Vertreter der Länder. So musste eine stationäre Aufnahme eines/einer Patienten/in am Tag nach einer Entlassung ab dem Jahr 2006 von den Krankenanstalten begründet werden, um die doppelte Pauschale zu erhalten (Herndl, 2010).

Da das Problem der Erlösmaximierung der Spitäler („LDF-Point-Gathering" [Herndl, 2010]) trotz allem nicht wirklich in den Griff bekommen werden konnte, kam es in der Folge beinahe jährlichen zu Systemanpassungen, die den bereits besprochenen sehr ähnlich waren. So wurde für Tagesklinikpatienten/innen beispielsweise zukünftig eine Anstaltsbedürftigkeit vorausgesetzt um die stationären Aufnahmen besser zu reglementieren. Außerdem kam es schließlich im Jahr 2009 wieder zu, diesmal gravierenderen, Eingriffen bezüglich der Belegdauerobergrenzen und verschiedener Fallgruppen auf allen Ebenen des Algorithmus. Zusätzlich wurden die Pauschalen in zahlreichen Fällen erhöht und mittels Änderungen innerhalb des degressiven Systems versucht, einen Anreiz für kürzere stationäre Aufenthalte zu bieten (Herndl, 2010).

Seit 2010 läuft in mehreren Bundesländern Österreichs ein neues Pilotprojekt, welches sowohl den spitalsambulanten als auch den niedergelassen Bereich abdecken soll. Hierbei wird ein gemeinsamer Katalog ambulanter Leistungen erprobt (BMGFJ, 2010b).

Hauptsächlich fanden Änderungen aufgrund des Fortschritts und der Veränderungen in der Medizin und den damit verbundenen Technologien statt, was sich in den zahlreichen teilweise geringfügigen Änderungen innerhalb der Gruppen in den letzten Jahren zeigt.

4.5. Struktur

Vertreter/innen des Bundes, der Sozialversicherungsträger, aller Bundesländer, der Interessenvertretungen der Städte und Gemeinden, der konfessionellen Krankenanstalten, der Patientenvertretungen sowie der Ärztekammer bilden die sogenannte Bundesgesundheitskommission. Als Organ der Bundes-gesundheitsagentur ist diese für die Festlegung zur Ausgestaltung des LKF-Modells zuständig.

Des Weiteren besteht ein LKF-Arbeitskreis, welcher von der Kommission eingerichtet wird. Die Wartung und Weiterentwicklung des LKF-Modells fällt in dessen Zuständigkeitsbereich und er bereitet die Änderungen jeweils für das folgende Jahr vor. „Die relevanten Akteure im österreichischen Gesundheitswesen sind in diesem Gremium vertreten" (Hagenbichler, 2011).

4.6. Analyse – Anreizproblematik und Ergebnisse

Auf der Basis anderer Arbeiten soll der folgende Abschnitt ein kurzes Fazit bezüglich des bisherigen Geltungszeitraumes des LKF-Modells bieten. Einerseits sollen die erreichten bzw. nicht erreichten Ziele erläutert werden. Außerdem sollen etwaige ungeplante (negative) Auswirkungen dargestellt werden. Für eine Liste der wichtigsten Ziele sei hierbei auf Kapitel 4.3 verwiesen.

Da die beobachteten kurzfristigen Einflüsse bereits früher in dieser Arbeit angeführt wurden, soll hier das Hauptaugenmerk auf die langfristigen Auswirkungen gelegt werden. Grundsätzlich ist zu sagen, dass einer der Hauptkritikpunkte des alten Systems auf das neue LKF-Modell nicht mehr zutrifft. Es besteht kein Anreiz mehr, die Patienten/innen über die medizinisch empfohlene Dauer hinaus stationär zu behalten. Im Gegenteil, so konnte man in Österreich und auch in anderen Ländern mit DRG-basierten Finanzierungsmodellen beobachten, dass Patienten/innen verfrüht entlassen wurden, was oftmals zu einer erhöhten Belastung der niedergelassenen Ärzte und des ambulanten Bereichs in der Nachbehandlung führt. Für das Verständnis dieser Situation und die Zusammenhänge verschiedener Auswirkungen werden in der Folge konkrete Kennzahlen betrachtet (Eichwalder, 2009).

Insgesamt kam es nach Einführung des LKF-Konzeptes zu einer Erhöhung der stationären Aufnahmen (nicht den definierten Zielen entsprechend). Dies ist nach Hofmarcher und Rack (2006) unter anderem durch eine Verschiebung aus dem ambulanten in den stationären Bereich zu erklären, wobei diese hohe Zahl der Kurzaufenthalte auf abrechnungstechnische Gründe zurückzuführen ist. Auch tagesklinische Behandlungen werden somit oftmals der stationären Behandlung dazugerechnet, da die Abrechnung insbesondere komplexerer Behandlungen für die Krankenanstalten nach LDF-Punkten finanziell lukrativer ist, als dies bei der ambulanten Pauschale der Fall wäre. „So werden Patienten für stationäre Nach- und Folgebehandlungen (z.B. bei Chemotherapien) jedes Mal aufgenommen und entlassen und werden daher als „neuer" Aufenthalt bzw. Fall dokumentiert" (Potocnik, 2006). Mit den bereits besprochenen Veränderungen des Finanzierungssystems wurde mehrmals versucht, diese Entwicklung zu verhindern.

Wie im vorherigen Absatz bereits angedeutet, kam es in der Folge dieses Prozesses zu einem vermehrten Anstieg der Nulltagesaufenthalte („Patienten, die am Tag der Aufnahme wieder entlassen werden und keine definierte Tagesklinik besucht haben" Potocnik, 2006). Erst seit Einführung des LKF-Modells werden solche Behandlungen als stationäre Aufenthalte angeführt, da die Ambulanzpauschale manche derartige Leistungen nicht abdeckt. Dieser Effekt zeigt nach Pfeiffer (bereits 2001) eine der größten Schwächen des Systems auf, dass nur ein Segment, nämlich der stationäre Bereich, des Versorgungsbereiches vergütet wird. Auf diesen Punkt soll im nächsten Kapitel noch weiter eingegangen werden.

Einerseits können für die ebenfalls bereits besprochene gesunkene durchschnittliche Verweildauer die positiven Effekte des Systems verantwortlich gemacht werden. Da gleichzeitig auch die Bettenanzahlen rückläufig waren, jedoch die Aufnahmen zunahmen, scheinen eine steigende Produktivität bzw. effizientere Behandlungs-abläufe naheliegend. Neben dem klaren Anreiz der degressiven Punktevergabe des

Systems liegen weitere Ursachen in innovativeren Behandlungsmethoden und neueren Medikamenten. Die sinkende Verweildauer kann jedoch außerdem das Ergebnis anderer Umstände sein, wie beispielsweise zwischenzeitliche Entlassungen der Patienten/innen an Wochenenden oder zwischen Vor-, Haupt- und Nachbehandlungen. Dadurch wird die statistische (und als Abrechnungsgrundlage dienende) Behandlungsdauer stark reduziert. Weiters führt ein Transfer des/der Patienten/in in eine andere Krankenanstalt zu zwei Behandlungsdauern, die beide kürzer sind, als es eine in nur einer Anstalt gewesen wäre. Die genaue Ursache der kürzeren Verweildauer bleibt jedoch noch ungeklärt, es können lediglich eine Reihe potentieller Gründe angegeben werden (Eichwalder, 2009).

Schließlich war seit Einführung des LKF-Modells in Österreich eine kontinuierliche Abnahme in der Bettendichte zu beobachten, was insbesondere durch den Anreiz zu einer kürzeren Verweildauer erklärbar ist. So kam es von 1990 bis 2003 in Österreich zu einem Rückgang der Krankenanstalten von 48, was 15% entspricht. In diesem Beobachtungszeitraum wurden konkret 5.700 Betten österreichweit abgeschafft, über drei Viertel davon in öffentlichen Krankenanstalten – siehe Tabelle 1.

	1990		2003		Veränderung	
						Relativ
	absolut	Anteil (%)	absolut	Anteil (%)	absolut	(in %)
Krankenanstalten						
Öffentlich	163	50,9	133	48,9	-30	-18,4
Sozialversicherung	43	13,4	40	14,7	-3	-7,0
Non-Profit	64	20,0	52	19,1	-12	-18,8
Privat	50	15,6	47	17,2	-3	-6,0
Insgesamt	320	100,0	272	100,0	-48	-15,0
Betten						
Öffentlich	50 153	68,3	45 814	67,7	-4 339	-8,7
Sozialversicherung	6 138	8,4	5 744	8,5	-394	-6,4
Non-Profit	13 780	18,8	11 863	17,5	-1 917	-13,9
Privat	3 308	4,5	4 287	6,3	979	29,6
Insgesamt	73 379	100	67 708	100,0	-5 671	-7,7

Tabelle 1: Entwicklung der Krankenanstaltenzahl und Betten, Österreich, 1990-2003 (Hofmarcher; Rack, 2006)

Aktuelle Entwicklungen zeigen einen ähnlichen Trend. Nach Informationen von KAZ (online Service des BFG) nahmen die öffentlichen Krankenanstalten von 2003 bis 2011 weiter um 10 ab und die Anzahl öffentlicher Betten verringerte sich grob um weitere 2.000 Stück.

Eine weitere große Auswirkung der Anreizproblematik des LKF-Modells stellt die angebotsinduzierte Nachfrage bzw. „DRG Creep" dar. Hierbei handelt es sich darum, dass, sofern Handlungs- und Interpretationsspielräume bei Diagnosen bestehen, stets die lukrativste und höher bewertete Diagnose ausgestellt wird. Seit Beginn der leistungsorientierten Abrechnung wurde versucht, künstlich Fallzahlen und Leistungspunkte zu optimieren. Diese Überlegung wird durch weitere internationale Beobachtungen bei Einführung solcher Systeme gestützt. Es muss somit überlegt werden, ob unter einem Upgrading der Diagnose und mitunter unnötigen medizinischen Eingriffen die Behandlungsqualität leidet. Dies lässt sich bisher jedoch noch nicht nachweisen. Während einerseits die Deckelung der Länderbeträge eine Eskalation der Kosten aufgrund dieses Phänomens verhinderte, führte eben diese Deckelung in der Vergangenheit zu Problemen anderer Art. Aus einem spieltheoretischen Ansatz war beobachtbar, dass Krankenhäuser versuchten, ihre individuellen Abrechnungen zu optimieren. Dazu musste jedoch in gewissem Maß das Verhalten der um die gleichen Mittel konkurrierenden Spitäler vorhergesagt werden. Erhöhte ein Krankenhaus seine Punkte bekam es nur dann mehr finanzielle Mittel wenn alle anderen Krankenhäuser, welche aus demselben Topf bedient wurden, ihr Verhalten nicht änderten. In Österreich war langfristig eine asymptotische Erschöpfung dieses „creeping" zu beobachten und es scheint sich eine Art „code of conduct" (Anm. d. Autors: Verhaltenskodex) zwischen den Krankenhäusern eingestellt zu haben. Weiters wurde gegen ein künstliches Upgrading oder gegen zu kreative Diagnosen eine statistische Plausibilitätsprüfung der Fälle eingeführt (Potocnik, 2006). Aus Sicht des Autors wäre hier ein Moralkodex mit ethischer Grundhaltung der Entscheidungsträger erforderlich. Reglementierungen, Einschränkungen, Sanktionen und Verhaltenskodizes waren in all den Jahren in Österreich nicht zielführend. Auch sollte eine differenziertere Wahrnehmung in Hinblick auf Rationalisierung und Rationierung im Rahmen der Krankenanstaltenfinanzierung erkennbar werden.

Als letzter Punkt soll hier nun noch das Phänomen der „Abschöpfung" bzw. „Skimming" beschrieben werden. Wie aus den bisherigen Beschreibungen klar hervorgeht, muss ein Krankenhaus angesichts des aktuellen Systems vorrangig bei der Leistungserbringung ansetzen um eine Unterfinanzierung zu vermeiden. Je komplexer die Kostenstruktur bei einem Fall ist, desto höher erscheint das damit und mit der Behandlung verbundene Risiko für eine Krankenanstalt. Konkret ist es also von entscheidender Bedeutung wie sich die Fälle eines Spitalsbetriebes zusammensetzen. Behandlungsintensive Fälle und solche mit geringer finanzieller Rentabilität sollten daher nach Möglichkeit vermieden bzw. nicht forciert werden. Diesen Aspekt betreffend ergibt sich für Krankenanstalten oftmals die Option der Patientenverlegung in andere Krankenanstalten. Da es für Krankenhäuser diverse Möglichkeit gibt, sich von solchen „Risiken" in gewissem Maß zu entlasten, zeigt sich in Österreich eine Tendenz „zur aktiven Selektion leichterer Fälle –was man unter anderem als „cream skimming" (…) [oder „abschöpfen"] bezeichnet" und „die Sicherstellung der Versorgung gefährdet und die ökonomische Konkurrenz zwischen den Krankenhäusern verschärft. (…) Das gegeben Anreizsystem von Fallpauschalen und besonderen Gebühren z. B. in der Sonderklasse übt hier ökonomischen Druck auf die Entscheidenden aus und ist, aus Sicht des Gesamtsystems kontraproduktiv" (Potocnik, 2006). Damit ist gemeint, dass die Grundregel für ein hochwertiges Gesundheitssystem, dass Entscheidungen nur vom/von der Patienten/in abhängig gemacht werden dürfen und nicht eine/n andere/n Beteiligte/n besser stellen darf, gefährdet sein könnte.

Neben den Effekten und Wirkungsweisen des Systems an sich, soll unter diesem Abschnitt zuletzt noch der Verwaltungsaufwand erläutert werden. Aus bereits beschriebenen Sachverhalten wird klar, dass das LKF-Modell umfangreiche Steuerungs- und Wartungssysteme erfordert, welche dementsprechend einen hohen administrativen und bürokratischen Aufwand nach sich ziehen. Deutlich wird dies zum einen bei der Notwendigkeit, stets aktualisierte Kostendaten zu generieren oder die Auswirkungen medizinisch-technischer Entwicklungen (z.B. neue diagnostische Verfahren,...) zu erfassen. Dazu mussten beispielsweise spezielle neue (personelle) Apparate aufgebaut werden, wie beispielsweise die Landesfonds. Mit Einführung des leistungsorientierten Konzeptes war außerdem die Errichtung einer aufwendigen flächendeckenden Qualitätssicherung erforderlich geworden welche ständig neue Daten erfassen und auswerten musste und muss. Der Umstand, dass eine mangelhafte Dokumentation und Leistungserfassung im Vergleich zum alten System nun einen direkten Mittelverlust zur Folge haben kann, stellt für die Krankenanstalten eine Verpflichtung dar, Standards, Regelwerke und Vorschriften einzuhalten und zu überprüfen. Dazu war schließlich ein großer personeller Aufwand von Nöten, da einerseits der Einsatz neuer Arbeitskräfte für die Erledigung administrativer Tätigkeiten unerlässlich war. Andererseits musste das bestehende Personal entsprechend umfangreich geschult werden, um neue Anforderungen erfüllen zu können. Angesichts des erhöhten bürokratischen Aufwandes und der beträchtlichen Kosten für die Verwaltung und das Kontrollsystem stellt sich die Frage, ob die Kosteneinsparungen durch die Einführung des Systems überhaupt die damit entstandenen Wartungskosten überwiegen. Prozesse wie die Patientenanmeldung sind oftmals schwerfälliger geworden. Nach Potocnik (2006) können aber eben gerade durch die große Komplexität des neuen Verwaltungs- und Wartungsapparates wiederum neue Optimierungspotenziale aufgezeigt werden.

5. Reformvorschläge

Trotz der langen Entwicklung der Krankenanstaltenfinanzierung in Österreich lassen sich doch nach wie vor gewisse Mängel feststellen. Wenn auch im Laufe der Zeit bereits zahlreiche Verbesserungen und Anpassungen an neue Erfordernisse statt-gefunden haben, so konnten einerseits gewisse bestehende Problemstellungen noch nicht zufriedenstellend gelöst werden, andererseits haben sich aufgrund geänderter Situationen aber auch neue Anforderungen an das System ergeben. Lassen sich von verschiedenen Autoren teilweise recht unterschiedliche Reformierungsansätze finden, so stechen in der Literatur doch vier stets erwähnte Aspekte hervor. Diese sollen im Folgenden kurz erläutert werden.

5.1. Finanzierung aus einer Hand

Oftmals wird das Festhalten am föderalistischen Staatsaufbau in diesem Bereich kritisiert. „Durch die „duale" Finanzierung über Sozialversicherung und Steuern ist die Finanzierung und Zuständigkeit für die Leistungserbringung zwischen Bund, Ländern und Sozialversicherungen nach wie vor weitgehend zersplittert (…) was zu einem unausgewogenen Versorgungsmix führt" (Nowak; Ladurner; et al., 2011). Um dieser Fragmentierung entgegenzuwirken wird die Finanzierung des gesamten Gesundheitssystems österreichweit aus einer Hand gefordert. Bei einer solchen Finanzierung „folgen die finanziellen Mittel den Patient/ innen und ermöglichen eine Behandlung im jeweils besten Setting und somit eine höhere allokative Effizienz" (Eichwalder, 2009). Durch den möglichen Einkauf medizinischer Leistungen von individuellen Organisationen und Instituten könnte somit die technische Effizienz erhöht werden. Diverse Varianten und Modelle zu einer solchen Finanzierung wurden bereits in einer ursprünglich unveröffentlichten Studie des Hauptverbandes der österreichischen Sozialversicherungsträger diskutiert (Ebenda, 2009).

5.2. Bundesweite Vereinheitlichung

Ebenso wie der zuvor vorgestellte Reformvorschlag wurde auch eine bundesweite Vereinheitlichung bereits von der OECD in ihrem Wirtschaftsbericht (OECD-Wirtschaftsberichte: Österreich, 2011) dringend empfohlen. Durch eine solche allgemeine Anpassung könnten Prozesse standardisiert werden und durch die Verwendung einheitlicher Richtlinien Kosten gespart werden. Außerdem erreicht man dadurch einen vielfach höheren Grad an Transparenz, da die aktuelle Finanzierung nach wie vor zu einem wesentlichen Teil von der Verhandlungsmacht einzelner Akteure der Länder abhängt. Besonders durch die Funktionsweise des Steuerungsbereiches des Systems wurden in der Vergangenheit quasi neun verschiedene Abgeltungsformen in Österreichs Ländern praktiziert. So variieren beispielsweise LDF-Punkte und deren Wert jahresweise, sowie zwischen den Ländern. Durch die Abhängigkeit des Systems von der angesprochenen Verhandlungsmacht basiert das Modell mehr auf Einzel- bzw. Gruppeninteressen Weniger, als auf den Bedürfnissen der Patienten/innen wie es von vielen gefordert wird und gesamtvolkswirtschaftlich wünschenswert wäre (Eichwalder, 2009).

5.3. Integrierte Versorgung

Als zunächst letzten Punkt führt die OECD in ihrem Bericht von 2011 die „zu starke Fokussierung auf Leistungen im Krankenhaus" an. Damit ist gemeint, dass, wie in Punkt 4.6 bereits angedeutet, das aktuelle Modell im Grunde lediglich ein Segment des Gesundheitssektors abdeckt. Dies wiederum führt zu Anreiz- und Verteilungsproblemen. Potocnik (2006) schreibt dazu, es sei dringend notwendig, die „sektorale Fragmentierung, die auch die Krankenhauslastigkeit erzeugt" abzuschaffen. Vielmehr müsse es gelingen „-im Sinne allokativer Effizienz – das Geld den erbrachten Leistungen über Sektorgrenzen folgen zu lassen und die Versorgungskette über die administrativ und finanziell bedingten Grenzen zwischen ambulanter und stationärer Versorgung sowie akuter und Langzeitversorgung hinweg bedarfsgerechter zu gestalten." Zwar gibt es mit den besprochenen Änderungen und Anpassungen des Systems bereits erfolgte Schritte in die richtige Richtung, eine Lösung des Problems ist aber noch ausgeblieben. So sei für eine umfangreiche Verbesserung und effizientere Variante des Systems nicht nur die ambulante Versorgung sondern auch der niedergelassene Bereich zu integrieren. Ansonsten kommt es weiterhin zu unerwünschten Verschiebungen bei der Vergabe von Mitteln und des Schwerpunktes der Gesundheitspolitik allgemein (Eichwalder, 2009).

5.4. Gemeinsame Ziele

Als eine Art übergeordnete Notwendigkeit zur Erreichung der erwähnten Verbesserungen erwähnen zahlreiche Autoren die Formulierung gemeinsamer Ziele. So schreibt beispielsweise Nowak et al. 2011, es ist notwendig, Ziele zu formulieren, „die weit über den Zuständigkeitsbereich des Gesundheitsministeriums hinausreichen". Nur dadurch sei ein gesamtvolkswirtschaftliches Bedürfnis ohne Interessenskonflikte zu erreichen.

6. Fazit

Obgleich aktuell eine zunehmende internationale Evaluierung und damit verbundene Übernahme gut funktionierender Systeme durch einzelne Staaten erfolgt, basieren grundsätzlich die Funktionsweisen der Krankenanstalten und insbesondere die Modelle deren Finanzierung auf den typischen nationalen Gesundheitssystemen. Um diese zwischenstaatlichen Unterschiede der verschiedenen Konzepte zu verstehen ist es hilfreich, die historische Entwicklung dahin zu betrachten. So haben oftmals bereits Aspekte der anfänglichen Entwicklung die aktuellen Eigenheiten unterschiedlicher Systeme bedingt. Eine zusammenfassende Darstellung der historischen Entwicklung eines staatlichen Gesundheitssystems ermöglicht die fundierte Analyse der bestehenden Situation und das Verständnis möglicher Problemstellungen.

Die vorliegende Arbeit soll es ermöglichen, Zusammenhänge zu erkennen und dank des Erfassens der geschichtlichen Entwicklung die Krankenanstaltenfinanzierung in Österreich zu erfassen. Weiters soll sie eine Unterstützung dabei bieten, Verbesserungspotenziale konkret aufzuzeigen und außerdem das tiefgreifende Verständnis dafür zu erlangen, diese etwaigen Verbesserungsmöglichkeiten in die Tat umzusetzen. Auch zeigen die Zusammenhänge einzelner Probleme ebenfalls eine historische Betrachtung auf, auf deren Grundlage anschließend ein Lösungskonzept erstellt werden kann.

Wie besonders Abschnitt 4.6 und 5. veranschaulichen, gibt es trotz bereits erfolgter wesentlicher Fortschritte nach wie vor erheblichen Verbesserungsbedarf.

Veranschaulicht an einigen Beispielen, wie dem Versuch der Entscheidungsträger, den Anreiz zu vermehrten Tagesaufenthalten zu beseitigen, wird die Schwierigkeit der Umsetzung solcher Veränderungen klar. Es scheint somit nicht ausreichend, bloße Anpassungen vorzunehmen. Um tatsächlich ein zukunftsfähiges und damit nachhaltig beständiges System der Krankenanstaltenfinanzierung zu erzeugen, wird es, basierend auf den Erläuterungen unter Punkt 5., wohl notwendig sein das System als solches mittels tiefgreifender struktureller Veränderungen zu reformieren. Wenn auch bereits einige Versuche zumindest bezüglich der in Punkt 5.3 besprochenen Integration unternommen wurden, so ist eine konkrete und bleibende Verbesserung bisher ausgeblieben. Aufgrund der aktuellen gesamtwirtschaftlichen Situation wurde der ökonomische Druck, finanzielle Verbesserungen durchzuführen, zwar erhöht, gleichzeitig liegt der Fokus der Politik aktuell aber nicht gerade auf den Gesundheitssystemen sondern vielmehr auf gesamtwirtschaftlichen Faktoren. In naher Zukunft ist nach Meinung des Autors daher wohl eher nicht mit einschneidenden Verbesserungen zu rechnen, zumal hier lediglich der kurative Teil der medizinischen Versorgung abgebildet ist (>10% des BIP). Nicht berücksichtigt sind Pflege chronisch Kranker und Primärprävention.

7. Literaturverzeichnis

Alber, Jens: Vom Armenhaus zum Wohlfahrtsstaat – Analysen zur Entwicklung der Sozialversicherung in Westeuropa, Frankfurt: Campus, 1982

BMGF (2005b) (Hrsg.): Leistungsorientierte Krankenanstaltenfinanzierung - LKF - Systembeschreibung 2006b, Wien: BMGF, 2005

BMGFJ (2010b) (Hrsg.): LKF-Systembeschreibung 2010, Wien, BMGFJ, 2010

Dézsy, Josef; **Spann**, Hans: Leistungsorientierte Krankenanstaltenfinanzierung (LKF): Auswirkungen für die allgemeine Gebührenklasse, für die Sonderklasse und für die Belegspitäler, in: Mazal, Wolfgang (Hrsg): Krankenanstaltenfinanzierung: Rechtsgrundlage und Ökonomie, Wien: Manz, 1995

Eichwalder, Stefan: Krankenanstaltenfinanzierung in Österreich, Wien: Uni-Dipl.Arbeit, 2009

Fritthum, Anneliese: Die Finanzierung der österreichischen Krankenanstalten in Beziehung zu den Gesundheitsleistungen Österreichs und deren Ausgabensteigerung von 1957-1982, Wien: Diplomarbeit-WU, 1985

Hafner, Klaus: Finanzierungsproblematik der österreichischen Krankenanstalten, Wien: Diss. WU, 1976

Hagenbichler, Edgar: Das österreichische LKF-System, 1. Auflage, Wien: BMGF, 2011

Herndl, Sabrina: Die Evolution des österreichischen leistungsorientierten Krankenhausfinazierungssystems, Wien: Mag. Uni, 2010

Hofmarcher, Maria; **Rack**, Herta: Gesundheitssysteme im Wandel – Österreich, Kopenhagen: Med.-wissenschaftl. Verlag, 2006

Kubin, Ernst: Die Festsetzung der Pflegekostenersätze nach der Krankenanstaltengesetzgebung, Linz: Inst. f. Kommunalwiss., 1970

Lenzen, Herbert: Kriterien für die Beurteilung der Wirtschaftlichkeit von Krankenhäusern: eine kritische Analyse derzeitiger Prüfungsverfahren und Entwicklung eines krankenhausspezifischen Kennzahlensystems, 2. Auflage, Frankfurt: H. Deutsch, 1986

Lüdeke, Helmut; **Ailinger**, Franz, in: BMGF (Hrsg.): Evaluierungsbericht – Leistungsorientierte Krankenanstaltenfinanzierung, 1997-2007, Wien: Gesundheit Ö GmbH, 2010

Negri, Dieter Erich Wolfgang: Das Modell der leistungsorientierten Krankenanstaltenfinanzierung - Die Einführung und die damit verbundenen medizinischen und ökonomischen Veränderungen: Fallstudie Krankenhaus Weiz, Wien: Dipl. WU, 1998

Neubauer, Günter: Formen der Vergütung von Krankenhäusern und deren Weiterentwicklung, in: Braun, Günther (Hrsg.): Handbuch Krankenhausmanagement – Bausteine für eine moderne Krankenhausführung, Stuttgart: Schäffer-Poeschel, 1999

Nowak, Peter; **Ladurner**, Joy; **Juraszovich**, Brigitte; **Hofmarcher**, Maria: Die österreichische Gesundheits- und Pflegepolitik: Herausforderungen und

Handlungsspielräume, in: Informationen zur Politischen Bildung, Bd. 34, Innsbruck: Forum Politische Bildung, 2011

Pfeiffer, Karl Peter: Fünf Jahre Erfahrung mit der leistungsorientierten Krankenanstaltenfinanzierung, in: Arnold, Michael; Klauber, Jürgen; Schellschmidt, Henner (Hrsg), Stuttgart: Schattauer, 2001

Potocnik, Martin: 10 Jahre leistungsorientierte Krankenanstaltenfinanzierung, Graz: Master-Med.Uni, 2006

Renner, Gerhard: Die Finanzierung der österreichischen Krankenanstalten: Neue Lösungen unter Berücksichtigung ausländischer Erfahrung, Wien: Diss. WU, 1989

Schaffhauser-Linzatti, Michaela; **Rauner**, Marion: Quo vadis Leistungsorientierte Krankenhausfinanzierung?: Österreichische Erfahrungen und Perspektiven, in: Schauer, Reinbert; Helmig, Bernd; Putschert, Robert;Wirt, Dieter (Hrsg): Steuerung und Kontrolle in Nonprofit-Organisationen: 8. Colloquium der NPO-Forscher im deutschsprachigen Raum, Linz: Trauner, 2008

Tálos, Emmerich; **Wörister**, Karl: Soziale Sicherung im Sozialstaat Österreich: Entwicklungen-Herausforderungen-Strukturen, Baden-Baden: Nomos, 1994

Walter, Robert; **Mayer**, Heinz: Besonderes Verwaltungsrecht, 2. Auflage, Wien: Manz, 1981

Zöllner, Detlev: Entwicklungsphasen der Sozialpolitik, in: Jantz, Kurt; Neumann-Duesberg, Horst; Schewe, Dieter (Hrsg): Sozialreform und Sozialrecht – Festschrift für Walter Bogs, Berlin: Gesis, 1959, S. 397-423

http://www.statistik.at/web_de/statistiken/gesundheit/gesundheitsausgaben/index.html#index1 [Zugriff am 6. Mai 2013]

http://www.statistik.at/web_de/statistiken/gesundheit/gesundheitsversorgung/einrichtungen_im_gesundheitswesen/index.html [Zugriff am 12. Mai 2013]

http://www.kaz.bmg.gv.at/ressourcen-inanspruchnahme/betten.html [Zugriff am 23. Mai 2013]

http://www.kaz.bmg.gv.at/ressourcen-inanspruchnahme/krankenanstalten.html [Zugriff am 23. Mai 2013]